Contribution à l'Étude

DE LA

NUTRITION

Dans les états Mélancoliques

ELIMINATION DE L'URÉE ET DE L'ACIDE PHOSPHORIQUE

PAR LE

DOCTEUR LOUIS VIEL

ANCIEN INTERNE EN MÉDECINE ET EN CHIRURGIE
A L'HOPITAL ET A LA MATERNITÉ DE SAINT-GERMAIN
A L'ASILE DE MOISSELLES (ASILES DE LA SEINE)
ET AUX AMBULANCES URBAINES DE LA VILLE DE PARIS

PARIS
BONVALOT-JOUVE, ÉDITEUR
15, RUE RACINE, 15

1906

DU MÊME AUTEUR

Variations de l'urée et de l'acide phosphorique éliminés dans un cas de stupeur mélancolique avec périodes d'excitation,

Journal de Psychologie normale et Pathologique Septembre, Octobre 1906.

Le Pain et la panification. Communication au premier congrès international d'hygiène alimentaire. Paris, 22, 27 Octobre 1906 (en collaboration avec le Dr Léon Derecq).

Contribution à l'Étude

DE LA

NUTRITION

Dans les états Mélancoliques

ELIMINATION DE L'URÉE ET DE L'ACIDE PHOSPHORIQUE

PAR LE

DOCTEUR LOUIS VIEL

ANCIEN INTERNE EN MÉDECINE ET EN CHIRURGIE
A L'HOPITAL ET A LA MATERNITÉ DE SAINT-GERMAIN
A L'ASILE DE MOISSELLES (ASILES DE LA SEINE)
ET AUX AMBULANCES URBAINES DE LA VILLE DE PARIS

PARIS
BONVALOT-JOUVE, ÉDITEUR
15, RUE RACINE, 15

1906

AVANT-PROPOS

Avant d'aborder notre sujet, nous avons à cœur de nous rappeler ceux qui furent nos maîtres à la Faculté de Médecine et dans les Hôpitaux, et de leur adresser nos remerciements les plus vifs pour la part que chacun d'eux a prise à notre éducation médicale.

M. le professeur Reclus nous accueillit dans son service, dès le début de nos études, et nous donna les premières notions chirurgicales, que nous devions compléter les années suivantes sous la direction du regretté professeur Tillaux, du Dr Bazy, et du Dr Demoulin, chirurgiens des hôpitaux de Paris.

Les leçons cliniques du Dr Barié et celles du Dr Faisans nous ont familiarisé avec la séméiologie médicale et nous leur devons principalement notre connaissance des maladies du cœur et du poumon.

A l'hôpital de Saint-Germain-en-Laye, où nous eûmes l'honneur d'être interne dans les services des Drs Lamarre et Lévêque, nous avons été à même de mettre sérieusement en pratique les notions que nous avions pu recueillir dans nos précédentes études, au triple point de vue de la médecine, de la chirurgie et des accouchements.

Pour ce dernier point, notre instruction fut parfaite par trois mois passés dans le service de M. le professeur Budin, avec les leçons de ce maître vénéré et de ses collaborateurs, MM. les professeurs agrégés Demelin et Brindeau, et les conseils précieux de MM. les Drs Jeannin, Guéniot et Couderc.

Nous eûmes enfin le bonheur de pouvoir achever notre instruction médicale, en nous livrant à l'étude des maladies nerveuses et mentales, à l'asile de Moisselles, dans le service de M. le Dr Trénel, médecin des Asiles de la Seine. C'est là que pendant seize mois d'internat, nous avons pu concevoir, élaborer, et mener à bien l'étude que nous présentons ici.

Nous tenons également à adresser nos remerciements chaleureux à M. le professeur agrégé Desgrez dont les leçons et les conseils nous ont été si utiles, ainsi qu'à M. le Dr Georges Dumas, dont l'accueil nous fut toujours si aimable.

M. le professeur Joffroy nous a fait le très grand honneur d'accepter la présidence de notre thèse. Qu'il veuille bien agréer l'hommage de notre reconnaissance, et puisse ce travail qui n'a d'autre mérite que d'être personnel, ne pas être jugé indigne de lui, et ne pas trop déparer la collection des études qui ont été placées sous la haute protection de son nom.

CONTRIBUTION A L'ETUDE

DE LA

Nutrition dans les Etats Mélancoliques

ÉLIMINATION DE L'URÉE ET DE L'ACIDE PHOSPHORIQUE

INTRODUCTION

« En dehors même des circonstances pathologiques, chaque individu, suivant son âge, son sexe, ses origines héréditaires, jouit d'un *taux nutritif* particulier, et chez lui, les échanges nutritifs s'accomplissent avec une rapidité déterminée. Le taux nutritif est d'ailleurs capable de varier chez le même individu sans qu'il perde pour cela l'état de santé, mais dans des limites assez étroites, et d'une manière passagère. On peut admettre que, malgré l'élasticité des variations individuelles, il y a un taux moyen inné ». (1).

« Avec une bonne analyse d'urine, dit d'autre part

---

1. Le Gendre, *in Traité de Médecine*, Charcot-Bouchard, I, p. 299.

M. le professeur A. Robin (1), on peut lire en quelque sorte dans la nutrition et dans ses actes si multiples, et savoir comment le malade s'alimente, assimile et désassimile. On peut mesurer non seulement les actes généraux des échanges organiques, mais encore les activités particulières de la plupart des organes, de même qu'à l'inspection des cendres d'un foyer, on juge de la nature du combustible et de l'intensité de la combustion. »

Or l'analyse des urines, la séméiologie urinaire sont devenues depuis quelques années des parties assez incontestées et trop importantes de la pathologie, pour que nous nous attardions à des considérations d'ordre général.

Contentons-nous de constater de quelle utilité pratique ont été les résultats donnés jusqu'ici par l'examen chimique des urines en médecine générale, et examinons ceux que la pathologie nerveuse et la psychiatrie ont obtenus en s'engageant dans la même voie que les autres branches de la médecine.

Nous entrerons donc de suite dans notre sujet, en rappelant brièvement ce qui, dans notre cas particulier, est de nature à justifier les recherches auxquelles nous nous sommes livré, et à éclairer les résultats personnels que nous avons l'honneur de soumettre ici.

Lorsque nous fûmes appelé à nous occuper spé-

---

1. C. Vieillard. *Essai de Séméiologie urinaire* (Préface de M. A. Robin), Paris, Rudeval, 1905.

cialement des maladies mentales et nerveuses, nous fûmes dès l'abord plus particulièrement intéressé par la chimie physiologique de ces affections, et par l'observation de l'influence directe ou indirecte qu'elles pouvaient exercer sur l'assimilation.

Si le système nerveux, en effet, a un rôle indirect par l'intermédiaire des grands appareils qu'il régit : respiration, circulation, il peut encore exercer une influence directe sur l'activité de l'assimilation.

L'activité cérébrale influence les transformations du phosphore dans l'organisme. Les besoins de celui-ci en phosphore s'accroissent en cas de travail intellectuel intense, et s'affaiblissent dans l'état opposé. Le tissu nerveux intervient dans l'échange phosphorique général. D'ailleurs le surmenage intellectuel modifie aussi l'échange azoté et la nutrition générale. Si la gaieté active les métamorphoses des matières protéiques, la tristesse les ralentit.

Bocker, cité par Bouchard et H. Roger, trouva 40 grammes d'urée dans l'urine de vingt-quatre heures d'un homme à la suite d'une grande joie.

Or, si la joie augmente la production de l'urée, les états d'abattement, de dépression morale, l'angoisse, les secousses psychiques diminuent le taux de cette substance (1).

Déjà, dans le domaine de la pathologie mentale, de nombreuses recherches ont été faites. Les uns se

---

1. Ch. Bouchard. *Traité de Pathologie générale*. Paris, p. 446.

sont attachés plus particulièrement à l'étude de l'élimination d'une substance donnée. Les autres ont envisagé les éliminations en général dans une affection mentale caractérisée.

Les résultats obtenus n'ont pas encore donné lieu à des conclusions bien précises, et si l'on peut en déduire que dans les affections d'ordre mental la composition de l'urine présente de notables modifications, il ne faut pas négliger de noter que ces résultats sont trop contradictoires pour que l'on puisse édifier sur eux des théories exactes, et en tirer des formules urinaires définitives, et, pourrions-nous dire, pathognomoniques.

Parmi les formes particulières d'états psychopathiques que pour notre part nous avons essayé d'étudier au point de vue urologique, nous en avons suivi plus particulièrement une, la mélancolie, dans l'espoir de trouver une différenciation nette entre les dosages faits pendant les périodes d'excitation et ceux correspondant aux périodes de dépression.

Hâtons-nous de dire que nous n'avons pas obtenu de résultats nous permettant de tirer de nos recherches des conclusions bien précises. Mais les analyses de chacune de nos malades présentent une constance assez remarquable dans les quantités de substances éliminées et dans leurs rapports entre elles pour qu'elles ne nous paraissent pas trop indignes d'être présentées, au moins comme une étude consciencieuse et toute personnelle.

Dans un premier chapitre, nous rappellerons

brièvement les principaux traits de la psychose mélancolique, et les formes particulières dans lesquelles on peut classer chacune des malades dont nous présentons les observations.

Puis nous ferons une revue rapide des travaux parus sur l'excrétion urinaire dans la mélancolie.

Nous exposerons ensuite les procédés de dosage que nous avons employés pour nos analyses.

Enfin, après avoir donné les observations des malades examinés par nous et les résultats obtenus dans nos recherches, nous essaierons de tirer les quelques conclusions qui nous paraissent résulter des travaux antérieurs et de la modeste contribution que nous y avons apportée.

CHAPITRE I

La Mélancolie

La mélancolie (1) est une affection mentale caractérisée par de la dépression avec sentiment d'impuissance morale. Elle est beaucoup plus fréquente chez la femme que chez l'homme.

Le trouble fondamental est d'ordre affectif. Le délire peut manquer dans la mélancolie, mais ce qui n'y fait jamais défaut, c'est le trouble affectif. Il se traduit par un sentiment de douleur morale intense, d'invincible tristesse, et d'impuissance marquée.

Suivant les individus, et suivant les cas, ce symptôme affectif fondamental peut se manifester de façon prédominante sous forme de tristesse simple, muette et passive, ou bien sous forme de tristesse agitée et inquiète, c'est-à-dire d'anxiété.

Chez les déprimés, qui se concentrent en eux-mêmes, l'expression du visage est douloureuse. Tris-

1. Gilbert-Ballet. *Traité de Pathologie mentale.* Paris, 1903, p. 289 et suiv.

tes et mornes, ils se tiennent assis dans un coin de la chambre, ou bien debout et immobiles. Ils répondent avec peine aux questions qu'on leur adresse, encore faut-il les solliciter vivement et à plusieurs reprises. Leur parole est sourde, lente, et entrecoupée. Les mouvements sont lents, les gestes rares ; ils sont inertes et passifs. Dans cette variété, les hallucinations et surtout les illusions sont fréquentes.

En résumé, le phénomène fondamental du tableau morbide, c'est la passivité, le sentiment pénible d'être paralysé dans ses mouvements psychiques. La passivité du mélancolique peut s'accentuer et amener un état où la sphère psycho-motrice devient temporairement mais complètement paralysée. Non seulement les actes, mais aussi les mouvements du langage et de la locomotion deviennent alors de plus en plus lents et difficiles et n'ont lieu que par secousses à la suite d'excitations et de contraintes extérieures réitérées et très fortes ; ils sont seulement dessinés par l'intention, mais non accomplis et finalement tout effort moteur devient impossible (*mélancolie passive*) (1).

La *mélancolie avec stupeur* est une forme clinique plus grave que la précédente. *Elle est caractérisée essentiellement par la suspension complète de toute manifestation extérieure d'activité.*

Les malades sont absolument inertes, immobiles,

1. Krafft-Ebing. *Traité clinique de Psychiatrie*, trad. par S Laurent, p. 354.

ils ressemblent extérieurement aux idiots et les observateurs anciens, dit Krafft-Ebing ont jusqu'aux travaux de Baillarger confondu cet état avec *la stupidité.*

Aujourd'hui la distinction entre la mélancolie avec stupeur et la stupidité, toujours maintenue en Allemagne, s'est rétablie en France.

Si physiquement, en effet, il est possible de confondre la mélancolie avec stupeur avec la confusion mentale accompagnée de stupidité, il n'en est pas de même psychiquement.

Chez les mélancoliques avec stupeur, l'immobilité, la concentration, le mutisme résultent du sentiment de profonde tristesse qui les accable, et des idées délirantes qui en dérivent.

Chez les confus avec stupidité, il n'y a pas de silence obstiné ; s'ils ne parlent pas, ce n'est pas par suite d'un projet arrêté, ou de la fixité d'une idée qui absorbe leur attention ; c'est par une sorte d'apathie, de paresse, d'embarras intellectuel.

Nous ne saurions mieux résumer la nature et les caractères de la mélancolie avec stupeur, qu'en citant le passage suivant d'Esquirol :

« La sensibilité, concentrée sur un objet, semble avoir abandonné tous les organes ; le corps est impassible à toute impression, tandis que l'esprit ne s'exerce plus que sur un objet unique qui absorbe toute l'attention et suspend l'exercice de toutes les fonctions intellectuelles. L'immobilité du corps, la fixité des traits de la face, le silence obstiné trahissent la contention douloureuse de l'intelligence et des affections. Ce n'est pas une douleur qui s'agite, qui se plaint, qui crie, qui pleure ; c'est une douleur qui se tait, qui n'a plus de larmes, qui est impassible. » (1).

Au cours des différentes variétés de lypémanie, on peut voir se produire des paroxysmes d'*anxiété*, pendant lesquels les malades ont une attitude, une mimique, une gesticulation, une agitation inquiètes avec exclamations, gémissements (*gémisseurs* de Guislain et Morel) tranchant avec la dépression immobile et muette de la mélancolie simple.

Au lieu de concentrer leur douleur, les anxieux l'exhalent. Ils se plaignent et se lamentent d'une façon continuelle, poussent de profonds soupirs, des exclamations de détresse et de douleur, des phrases inachevées et répétées constamment : « Oh ! » — « Ah ! mon Dieu ! » — « Quel malheur ! »

Telles sont résumées brièvement, d'après les auteurs classiques et les leçons de nos maîtres, les grandes lignes des états mélancoliques dans lesquels sont susceptibles d'être classés les malades dont nous présentons plus loin les observations.

---

1. Esquirol. *Maladies mentales*, t. I, p. 414.

CHAPITRE II

L'excrétion urinaire dans la mélancolie

Rabow (1), d'accord en partie sur ce point avec Lombroso, trouve la diurèse diminuée dans la mélancolie. La quantité des urines peut s'abaisser à 100 centimètres cubes (2).

Leur poids spécifique serait d'ordinaire accru (3), quelquefois diminué (Lombroso).

Mabille et Lallemant (4), dans leur mémoire sur les folies diathésiques, lesquelles se traduisent d'après eux presque toujours par la mélancolie avec conscience, disent que, dans ces cas, les urines sont d'une densité au-dessus de la moyenne, et que l'urée et les phosphates sont diminués. L'acide urique varie,

1. Rabow. *Arch. f. Psych.*, VII, 1.

2. Krafft-Ebing. *Traité clinique de psychiatrie*, trad. fr., 1897, p. 159.

3. Rabow, *loc. cit.*

4. Mabille et Lallemant. *Des folies diathésiques*. Prix Fabret, 1840.

tantôt il est en quantité normale, tantôt il est très augmenté.

Pour Masocchi (1), qui s'est plus spécialement occupé de l'excrétion de l'acide urique dans la dépression mentale, certaines formes de mélancolie comportent une augmentation absolue ou relative de l'acide urique dans l'urine et dans le sang. Mais il considère cette augmentation non comme un simple effet de la dépression mentale, mais plutôt comme une cause aggravante du processus morbide.

Chez des mélancoliques avec stupeur (2) les analyses fournissent une dose de P^2O^5 supérieure à la normale. Mais, on peut objecter à ces résultats qu'il n'est tenu aucun compte de la nourriture des malades, ce qui est dans l'espèce un facteur trop important pour être négligé.

Rabow a trouvé une diminution considérable de l'urée et des chlorures chez les mélancoliques.

Mendel a fait des recherches concernant l'acide phosphorique. Il a constaté habituellement une diminution de l'urée et du phosphore dans la lypémanie passive, et une augmentation dans la lypémanie avec agitation.

---

1. Masocchi. *L'acide urique dans les formes de dépression mentale. Rivista sperimentale di frenatria e di medicina legale*, vol. 18, 1892.

2. *On certain questions relating of the urinology of the Insane (De la fonction urinaire chez les aliénés*, par Ernest Bird Brain, p. 362. Oct. 1886).

Le Dr Johnson Smith (1) a trouvé :

1° Que dans la mélancolie, la quantité d'urine excrétée était inférieure à la moyenne ;

2° Que le chiffre de l'urée était légèrement augmenté ;

3° Que l'acide phosphorique se rapprochait de la normale.

D'après Mairet (2), la lypémanie augmente les échanges en P_2O_5 qui se produisent dans la substance cérébrale et ralentit la nutrition générale. Dans les formes dépressives, le chiffre de l'azote rendu par 24 heures est diminué. Le chiffre de l'acide phosphorique total est faiblement diminué. Les rapports entre l'acide phosphorique et l'azote sont normaux.

Georges Dumas (3) a étudié la psychochimie de la tristesse et de la joie, et dans ce but a fait plusieurs analyses correspondant à des états divers chez les mélancoliques.

Chez les mélancoliques déprimés, il a constaté que l'urée et l'acide phosphorique étaient diminués, ce qui témoigne d'un ralentissement dans les combustions.

Pendant les périodes d'excitation au contraire il

---

1. Johnson Smith. « An Inquirity into the Blood and Urine of the Insane ». (*The Journal of mental sciences*), octobre 1890.

2. Mairet. *Recherches sur l'élimination de l'acide phosphorique chez l'homme sain, l'aliéné, l'épileptique et l'hystérique*. Paris, 1884.

3. G. Dumas. *La Tristesse et la Joie*. Paris, 1900.

a signalé une augmentation du chiffre de l'urée, ainsi que de l'acide phosphorique.

D'après Morgan, l'acide phosphorique serait augmenté surtout dans la manie récurrente, l'acide urique et les urates surtout dans la manie aiguë, tandis que la dépression se traduirait surtout par une quantité exagérée d'oxalate de chaux.

Adler(1) a également signalé l'oxalurie dans l'urine des aliénés à délire apyrétique.

---

1. Adler. De l'oxalurie dans ses rapports avec certaines formes nerveuses. *New. neurolog. Soc.*, 3 janvier 1893.

CHAPITRE III

Objet de nos recherches et méthode employée

Les observations et les recherches que nous présentons ici ont porté sur sept malades, et après avoir noté exactement le volume d'urine éliminé en vingt-quatre heures, nous nous sommes attaché surtout aux dosages de l'urée et de l'acide phosphorique total.

Les résultats que nous donnons dans ce travail sont ceux qui ont été obtenus dans les conditions les plus rigoureuses d'exactitude. Nous avons soigneusement noté le régime de chaque malade, et dans l'impossibilité où nous nous trouvions pour la plupart, de les soumettre assez longtemps à un régime donné, nous avons pris soin d'éliminer toutes les urines recueillies à des moments où l'alimentation était de nature à fausser lesdits résultats.

Des sept malades dont nous présentons ici les observations, une seule sortant de son état habituel de stupeur a présenté une phase d'excitation assez violente. Nous avons donc tenu à donner ici toutes les analyses qui la concernent, quoique son régime ait subi à plusieurs reprises des modifications importantes, dont l'influence sur le taux des éliminations des substances normales dosées dans son urine, est facilement appréciable.

Nous nous sommes d'ailleurs heurté à des difficultés de plusieurs ordres dans le travail que nous avions entrepris.

Les malades traitées à l'asile de Moisselles sont toutes du sexe féminin, et il est bien moins facile de recueillir exactement leurs urines que lorsqu'il s'agit de malades hommes. D'autre part à des malades aussi troublées dans leur état mental que celles qui font l'objet de la présente étude, il était impossible de faire comprendre ce que l'on désirait d'elles, et l'eussent-elles compris, que par mauvaise volonté, par mauvaise humeur, par esprit de contradiction, elles ne l'eussent pas exécuté.

Nous avons donc dû nous en rapporter au zèle et à l'attention du personnel auquel nous sommes heureux d'adresser ici nos remerciements pour la façon intelligente et scrupuleuse dont ont été observées nos recommandations.

Ces quelques considérations expliqueront combien sont peu nombreux à première vue les résultats de ce travail commencé le 3 septembre 1905, et poursuivi assidument pendant près d'un an.

Mais au moins avons-nous conscience de ne présenter ici que des chiffres de l'exactitude desquels nous sommes absolument certain.

Quant à ce qui est des observations recueillies,

nous tenons à faire remarquer qu'il s'agit ici de malades ayant déjà passé dans d'autres asiles et que, par conséquent, nous ne pouvons décrire que leur état actuel. Pour les états antérieurs, nous avons dû nous en rapporter aux dires des malades elles-mêmes, ou plutôt aux certificats successifs les concernant, ainsi qu'aux allégations des familles.

Nous avons dosé l'*urée* en la décomposant par l'hypobromite de soude à l'aide d'un uréomètre à eau d'Yvon.

Nous avons eu soin d'employer à chaque fois un réactif que nous venions de préparer suivant la formule d'Yvon et d'effectuer nos calculs par rapport aux résultats obtenus en opérant sur une solution titrée d'urée, dans les mêmes conditions de température et de pression.

L'*acide phosphorique* total a été dosé par l'azotate d'urane, à l'aide d'un réactif soigneusement titré et fréquemment vérifié. Le procédé de la touche à l'aide du ferro-cyanure de potassium nous a paru plus précis pour indiquer la fin de la réaction, que celui de la teinture de cochenille.

Lorsque nous avons dosé les *chlorures*, nous avons employé le procédé cyano-argentimétrique de Denigès.

Quant à l'*acide urique*, notre outillage forcément restreint et la longueur des procédés permettant de le doser exactement ne nous ont pas permis de le suivre comme nous aurions désiré le faire.

Nous avons recherché l'*albumine*, et nous ne l'avons trouvée que dans un seul cas.

Mais nous n'avons décelé le sucre chez aucune de nos mélancoliques.

Par contre nous avons presque toujours rencontré l'*indican* en quantité notable, et l'*acétone* quelquefois.

Nous avons recherché l'*indican* par le procédé d'Amann (persulfate d'ammoniaque à 10 o/o, chloroforme et acide chlorhydrique) et l'*acétone* par la réaction de Légal, contrôlée par celle de Lieben.

Nous avons commencé quelques dosages de l'acétone ; mais les résultats que nous avons obtenus jusqu'ici sont insuffisants, et ne peuvent prétendre entrer dans le cadre de cette étude. Nous espérons les compléter et en faire l'objet d'un travail ultérieur.

Le régime suivi par chacune des malades étudiées était, aux moments auxquels correspondent les analyses dont nous avons retenu les résultats, constitué de façon à se rapprocher le plus possible du régime dit ovo-lacté et qui porte le n° 2 dans la série étudiée systématiquement par Desgrez pour les coefficients urologiques, soit environ :

1.500 grammes de lait
2 œufs
200 grammes de pain
200 grammes de pommes de terre
30 grammes de beurre
6 grammes de sel

Chaque fois qu'une modification importante a été faite à ce régime, nous l'avons indiqué pour qu'il puisse en être tenu compte dans les résultats de nos analyses.

Enfin nous avons admis comme composition de l'urine normale chez la femme les chiffres suivants :

Volume.......	900 à 1.200 gr.
Densité.......	1.018 à 1.032 gr.
Urée..........	20 à 28 gr.
P^2O^5..........	2 à 2 gr. 30
Chlorure......	8 à 10 gr.
Acide urique..	0 gr. 30 à 0 gr. 40

CHAPITRE IV

OBSERVATIONS ET ANALYSES

OBSERVATION I

Dar... Céline, âgée de soixante-six ans, entre le 18 mars 1904 à l'Asile Clinique.

Le certificat immédiat porte « Délire mélancolique avec hallucinations, idées de persécution, accusations imaginaires, tendance au suicide par intervalles ». Dr Magnan.

Transférée le 1er juillet 1905 à l'asile de Moisselles avec le diagnostic de « mélancolie ancienne avec mutisme » Dr Trénel.

D'après les renseignements donnés par la famille, cette malade a beaucoup souffert. Elle travaillait à vernir des rouleaux de carton au noir de fumée (ses mains et ses bras sont en effet tatoués de nombreux points bleuâtres, irrégulièrement distribués). Elle ne gagnait qu'un franc par jour.

A un certain moment, sa raison a paru troublée, elle ne mangeait pas. Elle était allée se plaindre au commissaire que des gendarmes la poursuivaient, qu'on lui disait des injures, que ses voisins faisaient du bruit.

Les renseignements fournis sur les antécédents sont vagues. On ne se souvient pas de cas de folie dans la famille.

Le père de la malade est mort à soixante-dix-neuf ans ; il était sobre, paraît-il. Aucun renseignement sur la mère.

Etat actuel. — La malade reste immobile, assise dans un coin de la salle, les mains croisées sur les genoux, les yeux fixés à terre.

Lorsqu'on l'interroge, elle se frotte lentement et machinalement la main droite avec la paume de la gauche ; de temps à autre elle lance à son interlocuteur un regard épouvanté. Pour obtenir une réponse, il faut poser la question avec insistance un grand nombre de fois. Alors, ses lèvres tremblent, il semble qu'elle fait pour répondre un effort considérable. Elle finit en effet par dire quelques mots d'une voix sourde, lente et entrecoupée.

— Comment vous appelez-vous ? — Célinie (après plusieurs répétitions de la question).

— Pourquoi ne me répondez-vous pas ?

— Je ne sais pas quoi dire.

— Etes-vous bien ici ?

— Je ne dis rien.

— Voudriez-vous partir d'ici ?

— J'aime mieux rester

— Souffrez-vous ?

—Je n'ai pas de mal.

Lorsqu'on lui parle de ses enfants, elle pleure, mais ne répond rien.

Elle marche lentement, tous ses mouvements sont d'ailleurs

d'une lenteur extrême. Elle ne se donne même pas la peine de chasser les mouches qui viennent se poser sur ses mains et sur son visage.

Les réflexes sont un peu exagérés. Elle présente de l'inégalité pupillaire. G > D. Les réflexes lumineux et accommodateurs sont conservés. Poids : 44 kilos.

Lorsqu'on lui adresse la parole, son menton tremble comme celui d'un enfant que l'on gronde, et qui va pleurer.

En réalité, cette malade est très affaiblie intellectuellement : elle paraît tout à fait inhibée et nous sommes impuissants à mesurer son niveau intellectuel.

Il semble bien que nous ayons affaire à une mélancolie sénile, une mélancolie d'involution à forme anxieuse.

Nous avons retenu les résultats de six analyses concernant cette malade :

	Volume cmc.	Urée gr.	P^2O^5 gr.	Rapp. phosph. o/o
3 sept.	1.080	13,48	1,21	8,97
5 »	745	14	1,35	9,64
7 »	1.275	12,86	1,20	9,33
14 »	825	11,34	1,54	13,58
16 »	1.425	9,12	1,60	17,54
23 juin	550	9,70	0,96	10,85

La densité a varié de 1.020 à 1.027. Deux fois nous avons dosé les chlorures et nous avons trouvé 11 gr. 32 le 16 septembre et 8 grammes le 23 juin. L'acide urique n'a été dosé qu'une fois : 16 centigrammes.

L'examen de ces chiffres ne peut nous donner aucune indication importante. Le volume varie, le plus souvent il est inférieur à la normale. L'urée est franchement au-dessous, ainsi que l'acide phosphorique. Mais il faut tenir compte de l'âge de la malade.

Quant au rapport phosphaturique il varie dans des proportions assez considérables, par diminution de l'urée, et augmentation légère de l'acide phosphorique.

Dans la première série de nos analyses, ce rapport a même suivi une marche régulièrement ascendante que rien ne nous paraissait devoir expliquer, si ce n'est peut-être que notre malade intriguée d'abord, puis inquiète, était devenue plus anxieuse, à voir que l'on s'occupait autant d'elle, et qu'on exerçait sur elle une surveillance et une certaine contrainte dont elle ne démêlait pas le but.

Enfin nous ne devons pas oublier que nous avons affaire à une malade âgée, dont l'affaiblissement intellectuel va croissant et chez laquelle la sénilité paraît être un facteur important de la diminution des excreta urinaires.

OBSERVATION II

G... Madeleine, âgée de soixante-neuf ans, entre le 12 décembre 1903 à l'Asile Clinique avec un certificat ainsi conçu : « Dégénérescence mentale accompagnée d'hallucinations multiples de la vue et de l'odorat. Tentatives de suicide. »

Le certificat immédiat porte : « Délire mélancolique avec excitation, plaintes, gémissements, anxiété »(Dr Magnan).

Le certificat de situation constate quelques mois après : « Délire mélancolique à forme anxieuse, plaintes, gémissements » (Dr Boudrie).

Transférée en juin 1905 à l'asile de Moisselles où le certificat suivant est établi : « Atteinte de mélancolie anxieuse avec hallucinations de l'ouïe. Lamentations » (Dr Trénel).

Aucun renseignement sur les père et mère de cette malade. Elle a quatre enfants vivants, deux sœurs bien portantes. Elle a perdu une fille, morte de typhoïde, et d'autres enfants en bas-âge.

Elle-même était très sobre, ne buvait que du lait. Après être restée trente-cinq ans en place chez le général A..., aurait été recueillie par une de ses filles chez laquelle elle demeura trois ans, et qui (d'après une autre de ses filles) l'empêchait d'aller voir ses autres enfants, la privait de tout, la laissait dans un état misérable, et l'aurait dépouillée même de ses bagues. La malade elle-même confirme ces faits.

A la suite, devenue troublée, inquiète, elle fut placée volontairement par la fille qui l'avait recueillie.

Etat actuel. — Cette malade présente au plus haut point l'aspect anxieux. Elle se tient accroupie, ratatinée sur elle-même. Un geste, un mouvement un peu vif fait près d'elle, un bruit quelconque, la font tressauter et occasionnent un mouvement de recul et de frayeur. Le contact avec les autres malades la tient dans un état d'appréhension continuel. Pour l'y soustraire on l'alite.

Dès lors elle reste toute la journée accroupie sur son lit, les jambes fléchies sur les cuisses, et les cuisses sur l'abdomen, de façon à tenir le moins de place possible, les mains croisées autour des genoux ou des chevilles.

Agitée par un tremblement continuel, elle se balance de droite à gauche par un mouvement rythmé, jette de tous côtés des regards effarés, geint, soupire, et offre l'aspect le plus saisissant de la terreur portée à son comble.

Si l'on s'approche d'elle, elle se pelotonne encore plus sur elle-même, et soupire d'un ton lamentable :

— Monsieur, je demande à rester ici.

— Mais oui, vous resterez.

— C'est parce que j'ai entendu dire tout à l'heure qu'on disait : « On va la faire sortir, on va la mettre dehors. » Je ne veux pas me lever, Monsieur, je veux rester au lit.

Le tout entrecoupé de gémissements, de plaintes sourdes.

— Quel est votre nom ?

— Je l'avais dit au directeur quand je suis arrivée ici, il le sait.

— Depuis quand êtes-vous ici ?

— Je ne sais pas.

— Où étiez-vous avant ?

— A Paris.

— A quelle adresse ?

— Je ne me rappelle plus, depuis si longtemps que j'ai quitté Paris.

— Etes-vous bien ici ?

— Je suis très bien. Que voulez-vous que je fasse dehors ?

— Etes-vous bien quand on vous conduit dans le jardin ?

— Est-ce qu'on est bien là par terre, dans le jardin ? Pour sûr qu'on n'est pas bien. Il fait froid.

Sur d'autres questions : « Personne ne me dit rien de mal. J'ai peur... On a toujours peur... surtout le soir... la nuit.

« J'ai mal... oui je souffre. » Elle montre sa poitrine, son estomac.

« Non, je ne veux pas de médicaments, pourquoi faire ?

« Oui c'est vrai, ma fille m'a pris tout ce que j'avais... Il faut bien être triste, d'être comme ça... comme je souffre. »

— Vous avez des chagrins ?

— Ah ! mon Dieu, malheur, que voulez-vous que je dise.

Les réflexes sont normaux. Poids : 51 kilos.

Chaque parole est arrachée péniblement. La malade que l'on vient d'amener du jardin, s'asseoit sur le bord de sa chaise ; elle se lève, se rasseoit, et demande à aller se recoucher.

La malade étant dans l'état que nous venons de décrire, nous procédons le 24 septembre à un dosage de l'urée et de l'acide phosphorique, qui nous donna les résultats suivants :

	Volume cm³	Urée gr.	P_2O^5 gr.	Rapp phosph. o/o
24 sept.	700	12	1,57	13,08

Le lendemain, 25 septembre, on commence à administrer à cette malade des doses croissantes d'extrait d'opium, jusqu'à 12 centigrammes par jour. « Le repos du cerveau par l'opium, dit Schüle, est comme l'immobilité d'un membre dans un appareil. »

Le résultat fut appréciable dès le début. La malade resta dès lors étendue dans son lit, même pendant la journée ; les plaintes et les gémissements se firent plus rares, pour cesser tout à fait.

Pendant cette période trois nouvelles analyses furent faites dont voici les résultats :

	Volume cmc.	Urée gr.	P^2O^5 gr.	Rapp. phosph. p. o/o
27 septembre	525	5,38	0,47	8,73
29 septembre	375	4,32	0,36	8,33
9 octobre	340	5,08	0,29	5,70

L'accalmie obtenue sous l'influence de l'extrait d'opium se prolongea un certain temps après que l'on eût cessé l'administration de ce médicament.

Le 5 avril, la malade était redevenue presque aussi anxieuse que lors de son arrivée à l'asile de Moisselles.

Une nouvelle analyse faite à ce moment donna les résultats suivants :

	Volume cmc.	Urée gr.	P^2O^5 gr.	Rapp. phosph. o/o
5 avril	695	12,26	1,21	9,91

A la fin de juin, et sans le concours d'aucun médicament, mais à la suite d'un alitement systématiquement prolongé, l'anxiété a fait place à un calme relatif.

	Volume cmc.	Urée gr.	P^2O^5 gr.	Rapp. phosph. o/o
23 juin	325	4,13	0,39	9,43

Que devrons-nous conclure de l'abaissement manifeste du taux de l'urée et de l'acide phosphorique au moment où la malade était sous l'influence de l'extrait d'opium? Faut-il simplement l'attribuer à l'action depuis longtemps signalée, et bien étudiée de ce médicament sur la fonction urinaire? Nous le croyons ; mais nous devons remarquer que si ce résultat, l'opium l'a obtenu par son action pharmacodynamique sur les grands appareils (1) ou plutôt sur le système nerveux qui les régit, nous l'avons pu constater d'autre part aussi complet lorsque sans

1. Pouchet. *Leçons de pharmacodynamie et de matière médicale.*

aucun médicament, par le seul effet de l'alitement systématiquement prolongé, l'état d'agitation anxieuse de notre malade a fait place à un état de calme et de dépression.

Nous croyons donc pouvoir dès maintenant admettre que l'anxiété s'accompagne d'une élimination plus active d'urée et d'acide phosphorique.

Et si nous considérons maintenant le rapport phosphaturique dans les deux états successifs étudiés chez Mme G..., nous verrons que l'acide phosphorique subit des variations plus considérables que l'urée, ce qui semblerait indiquer que c'est lui surtout qui se trouve influencé dans son élimination par l'activité ou par le repos du cerveau.

Nous avons dosé les chlorures dans les trois analyses faites durant le traitement par l'opium, et nous avons constaté leur diminution progressive : 5 gr. 65 le 27 septembre, 3 gr. 33 le 29, et 2 gr. 24 le 2 octobre.

Enfin la seule fois que nous ayons pu doser l'acide urique nous l'avons trouvé en quantité très minime : 13 centigrammes.

OBSERVATION III

B..., Céleste, âgée de quarante-trois ans, entrée le 19 mai 1905 à l'asile clinique.

Le certificat immédiat porte : « Délire mélancolique avec hallucinations probables. Craintes. Frayeurs. Gémissements. Refus d'aliments » (Dr Magnan).

Transférée en janvier 1905 à l'asile de Moisselles. Le certificat immédiat est ainsi conçu : « Mélancolie anxieuse. Agitation, Gémissements. Négativisme. Auto-accusation» (Dr Trénel).

Cette malade élevée en nourrice aurait eu vers sept ou huit ans la danse de Saint-Guy. Ses règles apparurent entre treize et quatorze ans. Jusqu'à vingt-deux ans elle fut en bonne santé. Mais alors elle commença à dépérir jusqu'à trente et un ans, époque de son mariage.

Elle eut un accouchement difficile avec déchirure du périnée. Son mari est mort il y a deux ans, Elle a deux enfants intelligents et bien portants.

Ouvrière en couronnes mortuaires, elle gagnait péniblement sa vie, et avait beaucoup de dettes. A la suite d'ennuis d'argent, et de grandes privations, elle écrivit des lettres insensées. Elle se promenait dans sa boutique en geignant continuellement : « Ah...oh...les gens qui vont venir... ils vont tout emporter... qu'est-ce que je vais devenir... Comment vais-je sortir de là. » Elle se mettait dans le coin le plus noir, ne voulant pas sortir, refusant toute nourriture. A ce moment sa famille demanda son internement.

Comme antécédents, il nous a été signalé que son père, homme craintif et crédule, très émotif, sujet à des colères insensées, est mort aliéné à Villejuif il y a quatre ans.

Sa mère à la suite d'une saisie, se jeta dans la Seine.

Tous, père, mère, frère, sœurs ont été dominés dans tous les actes de leur existence par la pensée du « qu'en dira t-on ».

Varices à la jambe droite. Eventration de la ligne blanche.

Etat actuel. — La malade présente une physionomie d'anxiété et de crainte. Elle jette autour d'elle des regards douloureux en répétant continuellement : « Oh,..mon Dieu... où suis-je? » Elle se tient le menton, et parle à voix contenue, étouffée, entrecoupée de plaintes, de sanglots, de gémissements.

— Qu'avez vous? Pourquoi êtes vous triste ?

— Rien... je n'ai rien fait de mal... Oh mon Dieu !

— Vous n'êtes pas bien ici ?

— Je ne vous dis pas cela.

— Voudriez-vous aller chez vous ?

— Oh oui (Soupirs). Mon Dieu, oh mon Dieu !

Après plusieurs questions réitérées sans réponse :

« Que voulez-vous que je vous dise... Je n'ai besoin de rien... Je m'ennuie, monsieur... je m'ennuie... Je voudrais être près des miens... J'ai deux enfants, monsieur, deux enfants... oh ! oh... »

« Oh ! Monsieur, s'il vous plaît... je vous en prie... Qu'est-ce que je vais faire... Je voudrais revoir les miens... J'ai des misères. »

Elle a beaucoup vieilli depuis sa maladie, mais les membres de sa famille venus dernièrement la visiter la trouvent légèrement améliorée.

Elle est encore très anxieuse, en réalité.

Son poids est de 61 kilos.

Je donne ici le résultat de quatre analyses concernant cette malade :

	Volume cmc.	Urée gr.	P^2O^5 gr.	Rapp. phosph. o/o
30 mars	1190	24,79	1,72	6,93
7 avril	1320	34,95	2,44	6,98
20 avril	990	26,37	1,48	5,63
16 juin	1560	29,49	2,02	6,87

Le 7 avril nous trouvions 0,58 centigrammes d'acide urique et 0,31 le 20 avril.

Nous avons affaire ici à une malade beaucoup plus jeune que les deux précédentes. Ce qui nous frappe au premier abord dans les résultats précédents c'est que le volume par vingt-quatre heures et le chiffre de l'urée sont à peu près normaux.

L'acide phosphorique est un peu au-dessous de la moyenne ; et le rapport phosphaturique indique une légère hypophosphaturie, ce qui semble contredire la supposition que nous avons émise à propos de l'observation précédente au sujet de l'influence que pouvaient avoir l'anxiété et le travail intellectuel sur l'élimination de l'acide phosphorique.

OBSERVATION IV (1)

He... Marie, âgée de quarante-cinq ans.

Entrée le 4 décembre 1902, à lA'sile Clinique. Certificat : « Délire mélancolique avec hallucinations probables, mutisme, Refus d'aliments » (Dr Magnan).

Transférée le 28 septembre 1905 à l'asile de Moisselles, où le certificat suivant est établi : « Mélancolie avec mutisme absolu » (Dr Trénel).

Cette malade ne recevant aucune visite, nous n'avons pu recueillir aucun renseignement sur ses antécédents.

A son arrivée à l'asile de Moisselles, son mutisme n'était pas

1. Cette observation et la suivante ont fait l'objet d'une communication à la Société de Psychologie expérimentale et comparée (6 juillet 1906).

absolument complet. On pouvait encore obtenir en insistant beaucoup des réponses monosyllabiques, des signes de tête.

Mais peu de temps après le mutisme devint absolu. La malade tomba dans un état apparent de stupeur complète, et refusa de s'alimenter.

Elle a constamment, depuis le mois de janvier, été alimentée à la sonde et dès lors son régime a été suivi d'une façon uniforme.

Son état mental n'a varié en aucune façon depuis ce moment.

La malade, constamment alitée, se cache la tête sous les draps, ferme obstinément les yeux, et résiste opiniâtrement à tout acte qu'on veut lui faire exécuter.

Pendant les premiers mois, on put lui introduire la sonde stomacale sans grande résistance de sa part, une infirmière suffisant pour lui maintenir sans effort la tête dans une position commode. Les mains restaient libres, et elle n'en usait que pour s'essuyer rageusement la bouche lorsque le tube de caoutchouc était retiré, l'alimentation finie.

Depuis quelque temps, elle résiste de plus en plus, se débat, trois infirmières ont peine à la maintenir, et lorsque l'alimentation est terminée elle gémit, pleure, sanglote, se fourre les doigts dans la gorge pour se faire vomir.

Son poids est de 59 kilos.

Les analyses concernant Mme H... et dont j'ai retenu les résultats sont au nombre de huit :

Volume cmc.	Urée gr.	P_2O_5 gr.	Chlorures gr.	Acide urique gr.	Rapp. phosph. o/o
940	19,34	2,15	«	«	11,12
1150	27,55	3,31	9,14	«	11,98

1050	21,97	3,14	8,71	«	14,29
1000	18,03	1,89	7,72	«	10,48
990	21,68	2,47	5,55	«	11,39
1500	16,14	3,33	«	0,36	13,94
1100	20,25	2,25	«	0,55	11,13
1125	16,85	2,53	«	0,47	15,02

Le taux moyen de l'urée pour ces huit analyses, réparties sur une période de plusieurs mois, est de 20 gr. 23 ; celui de l'acide phosphorique est de 2 gr. 62.

J'ai trouvé d'une façon constante une quantité appréciable d'indican dans les urines de cette malade.

Avec Mme H... nous passons à une autre forme du délire mélancolique, qui se traduit à nos yeux par une attitude et des réactions différentes de celles que nous avons signalées chez les trois malades précédentes. Mme H... est en état apparent de stupeur, mais chez elle existent, à n'en pas douter, une activité cérébrale et un délire intenses. Elle semble être d'une façon constante dans l'état d'excitation que nous décrirons bientôt à propos de Mme G... et qui chez celle-ci est passager. Mais comme chez Mme G... c'est une excitation cachée, une excitation en puissance, qui ne se manifeste à nos yeux qu'à l'occasion d'une influence extérieure quelconque venant troubler la malade.

Voyons donc comment cet état particulier influence l'excrétion urinaire :

Le volume est à peu près normal. L'urée varie, mais son taux se maintient assez bien aux environs de la normale. Quant à l'acide phosphorique, il est plutôt au-dessus. Deux ou trois fois même, il la dépasse sensiblement, et le rapport phosphaturique indique bien qu'il s'agit là d'une augmentation absolue.

OBSERVATION V

Guil..., âgée de trente-neuf ans, entrée le 3 janvier 1904, à l'Asile Clinique où le Dr Magnan porta le diagnostic suivant : « Dégénérescence mentale avec hallucinations multiples. »

Transférée à Villejuif le 10 janvier 1904, le certificat de Toulouse porte : « Etat mélancolique avec hallucinations de l'ouïe. Tuberculose pulmonaire. »

A son arrivée à Moisselles le 17 juin 1905 le Dr Trénel délivra le certificat suivant : « Stupeur mélancolique, avec immobilité, mutisme absolu. Arythmie cardiaque. »

Cette malade aurait eu la fièvre typhoïde très grave en 1885, et aurait changé depuis ce temps.

Elle a eu quatre enfants dont trois restent, qui sont bien portants.

La mère de la malade et une de ses sœurs sont mortes de typhoïde.

Une autre de ses sœurs aurait été internée à Sainte-Anne à la suite d'influenza qui l'avait laissée très troublée, délirante, avec cris et gestes désordonnés.

Son père était bien portant jusqu'à sa mort (48 ans).

Trois mois avant son internement, la malade avait mauvaise haleine. Elle se plaignait de maux de tête, refusait les médicaments, la nourriture ; restait immobile.

Elle a eu des hallucinations de l'ouïe, croyait entendre les cloches, le canon. Elle divaguait.

Les premiers temps de son internement, elle causait un peu, parlait assez bien à ses enfants et à son mari.

Depuis le mois de septembre, elle ne parle plus. Elle a demandé cependant un jour, à la visite de son mari, si ses enfants allaient bien.

Lorsque son mari vient la voir elle pleure silencieusement.

Cette malade présente l'aspect classique et décrit partout de la mélancolique avec stupeur. Elle reste continuellement assise sur un fauteuil, ou allongée dans son lit, les paupières à demi-closes, le regard abaissé. Elle ne fait aucun mouvement, « se laisse dévorer par les mouches », ne répond à aucune question, et semble ne recevoir aucune impression du monde extérieur.

Cependant lorsqu'on se penche de façon à se placer dans son champ visuel, elle ferme complètement les paupières.

Elle mange à peu près seule, mais très lentement, maladroitement. Elle met près d'une minute pour porter la cuiller de l'assiette à sa bouche.

Son pouls est de 65 à 70. Sa respiration de 14 à 16. Si on la pince, ou si on la pique légèrement, elle reste immobile, insensible en apparence. Si l'excitation devient plus forte, elle retire lentement le membre touché, par une sorte de mouvement de reptation.

Elle n'oppose qu'une résistance très faible aux mouvements provoqués. On lui dresse le bras verticalement au-dessus de la tête, et lorsqu'on l'abandonne, elle le laisse lentement revenir à sa position première.

Cet état de stupeur caractéristique est à peu près permanent, quatre ou cinq fois seulement, dans l'espace d'une année, cette malade est sortie de son apathie, prise d'un accès d'agitation, d'un véritable « raptus mélancolique », qui se traduisait par des gestes violents, des cris inintelligibles, le refus d'aliments. Quelques jours après, Mme G... retombait dans l'état primitif.

L'examen des poumons nous a révélé les symptômes suivants : Craquements au sommet gauche. Quelques râles humides au sommet droit. Obscurité respiratoire.

On a pu observer d'une façon intermittente un rythme couplé du cœur.

La pupille droite est plus petite que la gauche.

Poids : 53 kilogrammes.

Les analyses que nous avons faites à propos de cette malade sont très nombreuses, et contrairement à ce que nous avons pu obtenir chez les autres malades dont il est question dans ce travail, le régime a varié dans d'assez grandes proportions suivant les époques. Cependant nous ne retenons et nous ne présentons ici que les résultats obtenus sur des urines recueillies au bout de deux ou trois jours d'un régime établi, c'est-à-dire au moment où l'influence du régime antérieur ne pouvait plus se faire sentir.

Nous devons noter qu'à plusieurs reprises nous avons trouvé des quantités indosables d'albumine chez Mme G...

Les trois analyses suivantes donnent les résultats obtenus pendant une période d'apathie, d'immobilité et de mutisme absolus.

Le régime à ce moment était ainsi constitué :

Lait 50 centilitres, quatre œufs, un potage, pain 250 gr.

	Volume cmc	Urée gr.	P^2O^5 gr.	Acid. uriq. gr.	Rapp. phosph. o/o
3 sept.	700	9,89	0,61	»	6,18
5 sept.	500	12	0,87	»	7,29
7 sept.	700	12,34	1,05	0,51	8,50

Le 9 septembre, la malade commence à s'agiter. L'urine recueillie pendant cette période de vingt-quatre heures donne les résultats suivants :

	Volume cm³.	Urée gr.	P_2O_5 gr.	Rapp. phos. p. o/o
9 septembre	500	13,87	1,25	9,01

Les jours suivants l'excitation devient croissante, la malade fait des gestes violents, refuse les aliments, et lorsqu'on les lui présente, pousse des cris, jette sa cuiller, casse son assiette, et essaie de frapper les infirmières.

Il fut à ce moment impossible, pendant quelques jours, par suite de cet état d'agitation violente, de recueillir exactement les urines de vingt-quatre heures. On put tant bien que mal faire prendre à la malade ses 0,50 centilitres de lait chaque jour, mais rien de plus.

Malgré cette diète relative les quantités d'urée et d'acide phosphorique éliminées continuaient à augmenter.

	Volume cm³.	Urée gr.	P^2O_5 gr.	Chlo. gr.	Ac. ur. gr.	Rapp. phos. o/o
14 sept.	800	20,17	2,30	6,11	0,25	11,35

Le lendemain, le refus d'aliments devient absolu, la malade reste en état d'inanition.

	Volume cm³.	Urée gr.	P_2O^5 gr.	Chlorures gr.	Rap. phos. o/o
16 sept.	450	10,21	1,14	2,42	11,16

Le 17, on commence à l'alimenter à la sonde et du 17 au 22, elle absorbe ainsi par vingt-quatre heures : un litre de lait et quatre œufs.

L'excitation est à son comble, la malade crie et se débat lorsqu'on veut l'alimenter. Quand on la découvre pour l'examiner, elle ramène rageusement les couvertures sur elle, et se cache le visage. Elle réagit violemment au moindre contact, et résiste à tous les mouvements qu'on veut lui faire exécuter.

Elle a 90 à 96 pulsations par minute et 18 à 22 mouvements respiratoires.

Deux analyses faites pendant cette période donnent les résultats suivants :

	Volume cmc	Urée gr.	P_2O^5 gr.	Chlorures gr.	Ac. urique gr.	Rapp. ph. gr.
18 sept.	520	18,91	1,30	1,58	0,34	6,87
20 sept.	625	17,57	1,09	1,46	«	6,20

A partir du 22 septembre, la malade retombe peu à peu dans son état habituel de stupeur. Elle se nourrit seule, et voici le régime qu'elle suit du 22 septembre au 2 octobre : 1 litre de lait, 4 œufs, 300 grammes de pain, 1 potage, 2 biscuits.

Malgré ce régime, plus abondant et plus riche que le précédent, nous voyons le taux de l'urée et de l'acide phosphorique s'abaisser à mesure que l'apathie et la stupeur primitives remplacent l'excitation.

	Volume cm³	Urée gr.	P_2O_5 gr.	Chlorures gr.	Acide urique gr.	Rap. phosp. o/o
22 sept.	710	14,45	1,12	»	»	7,74
25 sept.	525	10,30	0,93	»	»	9,02
27 sept.	550	8,45	0,75	5,66	0,18	8,87

A ce moment, le régime restant rigoureusement le même, et l'état de stupeur s'accentuant de plus en plus, nous fûmes surpris de voir le taux de l'urée et de l'acide phosphorique se relever, en même temps que le volume urinaire des vingt-quatre heures augmentait dans des proportions considérables : Voici en effet les résultats donnés par les analyses du 29 septembre, du 2 et du 4 octobre:

	Volume cm³	Urée gr.	P_2O^5 gr.	Chlorures gr.	Rapp. phosph. o/o
29 sept.	1.450	14,85	1,74	12,55	11,71
2 oct.	2.330	17,90	2,21	16,90	12,34
4 oct.	1.620	24,80	1,60	18,00	8,88

L'explication de ce phénomène nous fut donnée deux jours après. Le 4 octobre Mme Guil... entrait à l'infirmerie pour un érysipèle de la face qui avait été, pourrait-on dire, annoncé quelques jours avant son apparition par les résultats des deux dernières analyses que nous avons citées.

Les analyses que nous avons faites au cours de son érysipèle ne présentent aucun intérêt pour la question que nous étudions ici. C'est pourquoi nous les laissons de côté.

Après sa guérison, la malade fut remise à son régime habituel. Deux fois encore, elle présenta des périodes de quelques jours, où sortant de sa stupeur, elle manifesta quelques phénomènes d'excitation. Les dosages correspondant à ces deux périodes sont les suivants :

	Volume cm³	Urée gr.	P^2O^5 gr.	Rapp. phosph. o/o
15 nov.	750	17,56	1,31	7,46
23 mars. . .	1140	20,14	1,59	7,89
1er juin. . . .	1210	16,40	1,51	9,20

Quelques analyses faites, au contraire, dans les périodes de calme, de stupeur et d'apathie, montrent surtout une diminution de l'urée, l'acide phosphorique restant à peu près en quantité égale;

	Volume cm³	Urée gr.	P^2O^5 gr.	Rapp. phosph. o/o
3 fév.	530	9,50	1,29	13,57
6 mars. . . .	950	13,17	1,37	10,40
1er avril . . .	790	12,64	1,02	8,14

Si maintenant nous réunissons en un même tableau les dosages correspondant à l'excitation :

	Volume cmc.	Urée gr.	P_2O^5 gr.	Rapp. phosph. o/o
1°	500	13,87	1,25	9,01
2°	800	20,17	2,30	11,35
3°	450	10,21	1,14	11,16
4°	520	18,91	1,30	6,87
5°	625	17,57	1,09	6,20
6°	1140	20,14	1,59	7,89
7°	750	17,56	1,31	7,46
8°	1210	16,40	1,51	9,20

Et dans un autre tableau les dosages correspondant à la dépression:

	Volume	Urée	P_2O_5	Rapp. phosph.
	cmc.	gr.	g.r	o/o
1°	700	9,89	0,61	6,18
2°	500	12,00	0,87	7,29
3°	700	12,34	1,05	8,50
4	710	14,45	1,12	7,74
5°	525	10,30	0,93	9,02
6°	550	8,45	0,75	8,87
7°	530	9,50	1,29	13,57
8°	950	13,17	1,37	10,40
9°	790	12,64	1,02	8,14

Ce qui au premier abord ressortira à nos yeux, c'est que dans le premier tableau le taux de l'urée est constamment supérieur à 16 grammes sauf pour deux dosages, le n° 1 qui correspond au début d'une période d'excitation et le n° 3, qui a été fait pendant une période d'inanition presque complète.

Dans le second tableau, au contraire, le taux de l'urée est constamment inférieur à 14 grammes sauf dans le dosage n° 4 qui fut fait à la fin d'une période d'excitation.

Pour ce qui est de l'acide phosphorique la différence est moins tranchée. Il faut cependant remarquer que le chiffre le plus fort : 2 gr. 30 a été obtenu au sixième jour d'une période d'agitation violente, et que le chiffre le plus faible 0 gr. 612 correspond à un moment où la malade était dans un état de stupeur et d'apathie presque analogue à celui que l'on peut observer chez certains catatoniques.

Je citerai à ce propos pour le rapprocher des résultats indiqués plus haut, ce dosage fait chez une jeune catatonique, âgée de dix-huit ans :

Volume	Urée	P^2O^5
cmc.	gr.	gr.
850	9,64	0,828

Chez cette malade également, la stupeur et l'apathie, quoique dérivant d'un processus pathologique différent, sont accompagnées d'une diminution très accentuée de l'urée et de l'acide phosphorique.

Quant aux rapports phosphaturiques, pour en revenir au cas de Mme G..., nous ne saurions en tirer aucune conclusion, tant leurs variations correspondent mal aux différences notées dans l'état mental de la malade.

OBSERVATION VI

Dro... Victorine, âgée de trente-sept ans, entrée le 28 avril 1904 à l'Asile clinique où le Dr Magnan établit le certificat suivant ; « Délire mélancolique avec hallucinations, idées de culpabilité et de persécution, plaintes, gémissements, tendance au suicide. »

Transportée le 29 avril à Ville-Evrard, le Dr Kéraval constate qu'elle « présente un délire mélancolique avec idées d'auto-accusation ; on l'accuse et elle se croit coupable, dit-elle, du malheur de tous les malades, de l'expulsion des sœurs. Pleurs continus, gémissements, a peur de prendre le pain des autres, et craint de manger ».

A son arrivée à l'Asile de Moisselles le 30 août 1905, le

Dr Trénel porte le diagnostic de « Mélancolie anxieuse avec idées d'indignité. Mutisme ».

La malade sur les antécédents héréditaires de laquelle on n'a pu avoir de renseignements, est entrée à 15 ans à l'ouvroir des sœurs du boulevard de Reuilly. Elle avait toujours été bizarre, ne comprenait pas la valeur de l'argent, et on l'a gardée à l'ouvroir parce qu'elle aurait été incapable de gagner sa vie au dehors. Elle était très bonne, n'avait pas d'idées mystiques, mais devint peu à peu triste. Placée un an dans une famille, elle devint de plus en plus triste. On la reprend à l'ouvroir où sa raison se trouble de plus en plus. Très inquiète, elle se lève la nuit, divague. Elle croit reconnaître des femmes déguisées en homme. On va l'arrêter, elle a fait du mal. Elle veut se jeter par la fenêtre, elle a des hallucinations de la vue, surtout la nuit. Elle s'enfonce l'édredon dans la bouche, se heurte la tête sur son lit.

On l'admet à l'Hôtel-Dieu, où elle déchire les rideaux et finalement on l'interne.

Etat actuel. — La malade pleure. « Je me reproche que tous les malheurs sont arrivés à cause de moi. Tout le monde est malheureux... Ma famille est perdue. »

« Sur mon acte de naissance, il y a écrit Drouet Victorine, mais c'est peut-être un faux papier.

« Je voulais me jeter par les fenêtres. C'est à ce moment qu'on m'a menée à Sainte-Anne. »

Elle raconte par phrases entrecoupées qu'elle était à l'ouvroir de la rue de Reuilly où elle gagnait 15 francs par mois. Son travail payait sa pension. Elle couchait seule dans un vestiaire, et avait peur la nuit.

Elle souffrait de l'estomac depuis quelque temps, une potion qu'on lui a donnée a dû lui faire du mal.

Elle rêvait qu'on l'enfermait. La nuit elle entendait des voix qui lui disaient de rendre tous les bijoux (?)...

Interrogée de nouveau quelques mois après son entrée, la malade se confine dans le mutisme le plus absolu. Elle ne répond plus que par signes ou monosyllabes. Elle se passe la main sur le front comme si elle s'efforçait de rassembler ses idées ou ses souvenirs.

Elle reste la plupart du temps assise à l'écart, inquiète au moindre bruit, le facies figé dans une expression plutôt indifférente que mélancolique ou anxieuse. Lorsqu'on lui adresse la parole, elle regarde son interlocuteur, ses lèvres tremblent, on croit qu'elle va répondre. Mais malgré de nouvelles et pressantes questions, elle baisse la tête et ne se départ pas de son mutisme.

Un autre jour, elle déclare spontanément : « Quand je vois du sang, j'ai envie de tuer. »

A deux reprises différentes, cette malade a présenté des attaques hystériformes. La première fois avec contracture des membres supérieurs ; la deuxième avec gesticulations stéréotypées des mains, et attitudes passionnelles provocables.

En dehors de ces deux attaques, nous avons pu constater chez elle l'anesthésie pharyngée, et le rétrécissement du champ visuel, mais aucun autre stigmate d'hystérie.

Mme D... présente de l'inégalité pupillaire, la gauche plus grande que la droite. Elle a du tremblement des doigts et de la langue, et de l'exagération des réflexes.

Nous donnons ici le résultat de trois analyses concernant cette malade :

Volume cm³	Urée gr.	P_2O_5 gr.	Acid. uriq. gr.	Rapp. phosph. o/o
1200	30,26	4,32	»	14,27
1030	27,15	4,21	»	15,60
1180	29,45	3,86	0,32	13,17

Nous nous hâtons de dire que cette malade, que nous avons tenu à suivre au point de vue urologique en raison du diagnostic de délire mélancolique porté sur elle, ne nous paraît pas devoir être rangée dans la même catégorie que celles qui nous ont précédemment occupé.

Elle paraît être extrêmement hallucinée. Elle est d'une intelligence très débile. Il semblerait parfois, tant on a peine à lui faire comprendre une question, qu'elle est atteinte de surdité verbale. Parfois elle paraît muette.

Nous l'avons vue sourire lorsqu'on lui parlait, mais ce sourire, fugitif et à peine esquissé, était-il dû à une contraction toute machinale des muscles de son visage ; en un mot ce sourire correspondait-il à un sentiment, et exprimait-il exactement ce sentiment, c'est ce qu'il nous a été impossible de découvrir.

Quant à l'examen urologique, il nous a permis de constater qu'avec un volume normal, l'excrétion de l'urée était un peu supérieure à la normale, et que celle de l'acide phosphorique la dépassait sensiblement.

OBSERVATION VII

Chap... Marie, âgée de soixante-six ans, entrée le 18 mai 1904 à l'Asile Clinique. « Délire mélancolique avec scrupules, remords, idées de culpabilité, découragement. Tentative de suicide » (Dr Magnan).

Transférée à Maison-Blanche où l'on signale son mutisme complet. Elle se met toute nue par esprit de pénitence. Il faut la faire manger.

Après avoir traversé cette période de mutisme, d'excitation et de refus d'aliments, la malade redevient calme et assez raisonnable, de sorte qu'à son arrivée à l'Asile de Moisselles, le 9 août 1905, le Dr Trénel peut porter le diagnostic de « mélancolie avec conscience ».

La malade raconte qu'elle a eu de grands chagrins, qu'elle a perdu une de ses filles, et que sur les conseils de son autre fille elle a vendu tous ses meubles pour pouvoir lui donner l'argent.

« Maintenant, dit-elle, je n'ai plus d'argent, mes enfants ne m'en donnent pas. Je suis trop malheureuse. »

Cette malade reste toute la journée debout dans un coin de la salle, ses yeux semblent adresser de muettes prières, sa bouche plissée, aux coins tombants, ses rides du front et son air de tristesse infinie frappent de suite l'observateur. Lorsque passe la visite, elle s'approche de l'un de nous et dit chaque matin la même phrase : « Monsieur, je vous en prie, quand est-ce que je vais m'en aller. Je n'ai rien à faire ici. » Quelle que soit la réponse, elle retombe aussitôt dans sa muette tristesse, dont rien ne peut la faire sortir.

Trois analyses seulement ont été faites pour cette malade, dont le régime est composé d'un litre de lait, deux œufs, un potage, un chocolat, quelquefois un peu de viande ou de légumes.

Volume	Urée	P^2O^5	Rapp. Phosph.
cmc	gr.	gr.	o/o
760	7,66	0,68	8,87
620	6,95	0,57	8,42
790	8,02	0,59	7,53

Voici donc une malade qui est calme, non hallucinée, non anxieuse, et qui semble ne pas avoir de délire. Elle est simplement triste, et elle est triste parce qu'elle est malheureuse d'avoir été dépouillée par ses enfants, et enfermée.

Ce qu'elle nous raconta à ce sujet à son arrivée à l'asile de Moisselles parut d'ailleurs si vraisemblable qu'une enquête fut ordonnée. Si ses résultats confirmèrent en partie les dires de la malade, il n'en fut pas moins constaté que l'état mental de Mme C... était assez profondément troublé pour justifier son placement dans un établissement spécial. Mais en réalité nous ne devons pas oublier en considérant les examens urologiques de cette malade qu'il s'agit là d'une mélancolique avec conscience, d'une femme âgée, et dont l'état constant de tristesse est à peine en dedans des limites du domaine de la pathologie mentale.

Et c'est dans cet état de dépression simple, de mélancolie passive, dans cette absence de délire, que nous sommes tenté de chercher l'explication de cette élimination si faible d'urée, et d'acide phosphorique.

CHAPITRE V

Discussion des résultats obtenus

Si maintenant nous essayons de jeter un coup d'œil d'ensemble sur les sept cas que nous venons d'étudier, nous serons d'abord frappés par les différences considérables qui existent entre les chiffres relatifs à une même substance dosée suivant qu'il s'agit de l'une ou l'autre de nos malades.

Des trois plus âgées, Dar... soixante-six ans (obs. I): Gén... soixante-neuf ans (obs. II) et Chap... soixante-six ans (obs. VII) les deux premières éliminent des quantités d'urée et d'acide phosphorique à peu près égales : 11 à 12 grammes d'urée, et 1 gr.25 d'acide phosphorique en moyenne.

Chap... au contraire élimine seulement 7 à 8 grammes d'urée et 0, 55 à 0, 65 d'acide phosphorique. Mais Dar... et Gén... sont des anxieuses, elles ont des hallucinations, elles sont délirantes, et si (comme nous l'avons obtenu chez Gén... par l'opium d'abord, et plus tard par l'alitement), si nous arrivons à atté nuer, à calmer cette anxiété et ce délire, nous arrivons du même coup à diminuer le taux de l'urée et celui de l'acide phosphorique. Et nous obtenons alors des chiffres tout à fait superposables à ceux que nous donnent les analyses de Chap..., mélancolique sans délire, sans hallucinations, chez qui semble bien n'exister que la douleur morale.

Les quatre autres malades : Guil..., 39 ans obs. V), Heitz..., 45 ans (obs. IV), Dro..., 37 ans (obs. VI) et Bous... 43 ans (obs. III) sont comparables entre elles comme âge.

Chez la première nous avons remarqué des variations sensibles du taux de l'urée et de l'acide phosphorique, suivant son état de stupeur passive, ou d'excitation violente.

Chez la seconde, Heitz..., qui paraît avoir un délire extrêmement actif, et des hallucinations permanentes, nous avons constaté que les éliminations de l'urée, et surtout de l'acide phosphorique, étaient en général supérieures à la moyenne.

Quant à la troisième : Dro..., nous serions volontiers porté à admettre que c'est dans son état anxieux qu'il faut chercher l'explication des quantités assez considérables d'acide phosphorique et d'urée excrétées par elle. Mais il est probable que chez cette malade, l'hystérie vient compliquer le tableau clinique de la mélancolie, et fausser les résultats de nos analyses par l'influence à elle propre qu'elle exerce sur les mutations intra-organiques.

Avec Bour... nous trouvons des quantités à peu

près normales d'urée et d'acide phosphorique. Le rapport phosphaturique qui, chez Dro..., est franchement au-dessus de la moyenne, est cependant chez Bour... un peu au-dessous.

Bour... est une anxieuse, comme Dro..., Dar..., et Gén...; elle semble moins hallucinée qu'elles, quoique son délire paraisse assez intense, et elle a des idées d'auto-accusation.

Elle élimine beaucoup plus d'urée et d'acide phosphorique que Dar... et Gen... mais il ne faut pas oublier que ces deux dernières sont beaucoup plus âgées, et que la sénilité a sa part dans la diminution des excreta urinaires.

Nous ne saurions d'ailleurs mieux résumer notre travail et préparer nos conclusions qu'en donnant ici la moyenne des résultats obtenus pour chacune de nos malades.

		Volume cm^3	Urée gr.	P_2O_5 gr.
Dar... 66 ans. Anxieuse		983	11,75	1,31
Gén... 69 ans	Anxieuse	697	12,13	1,39
	Calme (après opium ou alitement)	620	4,73	0,43
Chap... 66 ans. Mélancolique passive		723	7,54	0,61
Bour... 43 ans. Anxieuse		1265	31,40	1,86
Heitz... 45 ans. Stupeur apparente		1107	20,22	2,62
Guil... 39 ans	Dépression	661	11,41	1,00
	Excitation	749	16,85	1,43
Dro... 37 ans. Anxieuse		1136	28,95	4,13

CHAPITRE VI

CONCLUSIONS

Lorsque nous avons entrepris le travail qui précède, nous n'espérions pas en déduire des conclusions précises et faisant loi ; notre but n'était même pas d'arriver à confirmer ou à infirmer les résultats des auteurs qui, avant nous, et avec plus de compétence, ont étudié la question. Nous avons voulu simplement, selon nos moyens, apporter notre modeste contribution, et ajouter notre pierre à l'édifice.

Laissant donc de côté les cas douteux et les analyses que nous n'avons pu interpréter d'une façon satisfaisante, nous nous contenterons de poser les quelques conclusions suivantes, qui nous paraissent résulter des travaux antérieurs et de notre étude.

1° Dans la mélancolie, entre autres modifications apportées par cette psychose à la composition chimique de l'urine, les éliminations de l'urée et de l'acide phosphorique semblent particulièrement influencées ;

2° Dans les états dépressifs, où la tristesse est passive : mélancolie avec conscience, stupeur, le taux de l'urée et celui de l'acide phosphorique sont diminués;

3° Cependant certains états de stupeur qui cachent sous une apparence de passivité muette un délire extrêmement actif et des hallucinations intenses, sont accompagnés d'une augmentation de l'urée et de l'acide phosphorique éliminés;

4° Dans les états actifs, où la tristesse est agitée et inquiète ; dans l'anxiété, dans les périodes d'excitation de la folie circulaire ; de même que dans le « raptus mélancolique » on observe une augmentation du taux de l'urée et de l'acide phosphorique ;

5° Il semble que, dans certains cas, l'élévation absolue ou relative du taux de l'urée, et surtout de l'acide phosphorique éliminés soit en rapport avec l'activité du délire et du travail intellectuel qui l'accompagne.

BIBLIOGRAPHIE

Addison. — Medic. chir. Review, avril 1865.

Adler. — De l'oxaburie dans ses rapports avec certaines formes nerveuses. New. neurolog. soc., 3 janv. 1893.

Alex. Athanasio. — L'œil du mélancolique. Arch. neurol., 1899.

Anceaume. — De la mélancolie. Paris, 1818.

Arnould. — De melancholia. Edimbourg, 1808.

Archives de neurologie.

Ball. — Leçons sur les maladies mentales, 2e éd., 1890.

Ballet (Gilbert). — Délire vésanique dans les troubles de la nutrition. Soc. méd. hôp., 9 juin 1893.

— Traité de pathologie mentale. Paris, 1903.

Baillarger. — De la mélancolie avec stupeur. Annales médic. psych., 1853, t. I.

Binet et Henri. — La fatigue intellectuelle. Paris, 1898.

Black. — De melancholia Edimbourg, 1809.

Boisragon. — De melancholia, Edimbourg, 1799.

Bonzienne. — De la mélancolie. Paris, 1853.

Bonschon. — De melancholia. Montpellier, 1789.

Burton. — The anatomy of melancholy, vhat it is, with all the Kinds, causes symptoms, prognostics, and several cures of it. Philadelphie, 1857.

BOISSIER. — La neurasthénie et la mélancolie dépressive considérées dans leurs rapports réciproques. Th. de Paris, 1893.

CHARPENTIER. — Essai sur la mélancolie. Paris, 1803.

CHRISTIAN. — Etude sur la mélancolie ; des troubles de la sensibilité générale chez les mélancoliques. Paris, 1876.

CHRISTOPHE. — Sur la mélancolie. Strasbourg, 1831.

COLIN. — De la mélancolie. Paris, 1866.

CALMEIL. — Lypémanie, in Dict. encyclop. des Sc. méd.

CULLERRE. — Etude clinique de la lypémanie. Ann. méd. psych., 1873.

COTARD. — Du délire hypocondriaque dans une forme grave de la mélancolie anxieuse. Paris, 1880.

CHATENET. — De la mélancolie dans ses rapports avec les maladies utérines. Th. de Paris, 1893.

CHASSEVANT. — Précis de chimie physiologique. Paris, 1905.

DESGREZ et AYRIGNAC. — Compte rendu. Acad. des sciences, 2 avril 1906.

DELASIAURE. — De la mélancolie avec stupeur, in Rev. med. fr. et étrang. Paris, 1853.

DUMAS (G.). — Les Etats intellectuels dans la mélancolie. Th. de Paris, 1894.

— La tristesse et la joie. Paris, 1903.

ESQUIROL. — Mélancolie, in Dict. des Sc. méd., 1819.

FÉRÉ. — La pathologie des émotions. Paris.

FOVILLE. — Lypémanie, in Nouveau Dict. de méd. et de chirurg. pratiques. Paris, 1875.

FUCHS. — De melancholia. Gênes, 1671.

JOFFROY. — Leçons professées à l'Asile clinique Sainte-Anne.

KRAFFT EBING. — Die melancholie. Eine klinische Studie. 1874.

KOPPEN. — Albuminurie dans les psychoses. Archiv. fur. Psych., 1883.

LASÈGUE. — La mélancolie, Arch. gén. de méd. Paris, 1880.

— La mélancolie perplexe, 1881, in Etudes médicales.

LAILLER. — Ann. méd. psych., mars 1892.

MAIRET. — Recherches sur l'élimination de l'acide phosphorique, chez l'homme sain, l'aliéné, l'épileptique et l'hystérique. Paris, 1884.

— De la démence mélancolique. Paris, 1883.

MABILLE. — Observation de lypémanie avec albumine. Ann. méd. psych., 1885.

MABILLE et LALLEMANT. — Des folies diathésiques. Prix. Fabret. 1890.

MACCABRUNI. — Arch. ital. per le malatte nervose, 1885.

MASOCCHI. — L'acide urique dans les formes de dépression mentale. Rivista sperimentale di frenatria e di medicina legale, 1892.

MARRO. — Acétone dans délire aigu avec hallucinations terrifiantes. Arch. di Frenatria, 1889.

MASSELON. — La mélancolie. Etude médicale et psych. Paris, 1906.

MELVILLE-HUBBARD. — De l'excrétion de l'urée et de l'acide urique dans la mélancolie. Americ. journal of insan, avril 1898.

MUSSO. — Sui movimenti del respiro nell'angoscia precordiale degli stati melancolici ; in Arch. ital. per le mal nerv. Milano, 1886.

Mosso. — La fatigue intellectuelle et physique, 1903.

Pohl. — Die melancolie. Prague, 1852.

Potain. — Mélancolie avec stupeur, in Gaz. d. hop. Paris, 1877.

Pouchet. — Alcaloïdes de l'urine. Th. de Paris, 1883.

— Leçons de Pharmacodynamie, 2e série.

Reignier. — Traité de la mélancolie simple. Paris, 1885.

Régis. — Précis de Psychiâtrie.

Russel. — Melancholia ; in Alienist and Neurologists. Saint-Louis, 1881.

Rogues de Fursac. — Manuel de Psychiatrie. Paris, 1905.

Rogers (A.-W.). — Four cases of intercurrent erysipelas in melancholia. J. am. m. ass. Chicago, 1904.

Revue des sciences médicales, t. XVI, XVIII, XXII, XXV, XXVII.

Robin (A.). — Les coefficients urologiques et leur utilité pour le diagnostic, le pronostic et le traitement des maladies. Caractères physiques de l'urine, et matériaux organiques. J. de méd. int. Paris, 1902.

Rivano. — Acétonurie chez les aliénés. Ann. di Frenatria, 1888.

Revertegat. — Contribution à l'étude clinique des hallucinations dans la mélancolie. Th. de Paris, 1893.

De Smith. —De la mélancolie. Etude médicale. Bruxelles, 1872.

Séglas. — Note sur un cas de mélancolie anxieuse ; in Arch. de Neurologie. Paris, 1884.

— Mutisme mélancolique. Soc. méd. Psych., 29 juin 1901.

Semelaigne. — Du diagnostic et du traitement de la mélancolie ; in Mém. Acad. Med. Paris, 1861.

Johnson Smith. — An Inquiry into the Blood and Urine of the Insane.

— The Journal of Mental science, october, 1900.

Sutherland et Beale. — Médic. Chirurg. Transactions, 1855.

Toulouse. — Mélancolie sénile chez la femme, Th. de Paris, 1889.

— Diagnostic et traitement de la mélancolie (American Journal of Insanity, 1898).

Toulouse et Roubinovitch. — La mélancolie. Paris.

Toulouse et Vaschide. — Temps de réaction dans les deux périodes d'une mélancolie circulaire. Société de Biologie, 1897.

Tacher. — Stupeur catatonique et stupeur mélancolique. Contribution à l'étude du diagnostic différentiel. Bordeaux 1904.

Turner. — Albuminurie chez les aliénés. British Med. Journal, 1885.

Vieillard (C.). — L'urine humaine. Paris, 1898.

— Essai de séméiologie urinaire. Paris, 1902.

Winter (J.).—Comptes rendus de l'Acad. des sciences, 1902.

Wood. — Mélancholia in Therap. Gaz.

TABLE DES MATIÈRES

Imp. de la Faculté de Médecine, BONVALOT-JOUVE, 15, Rue Racine, Paris

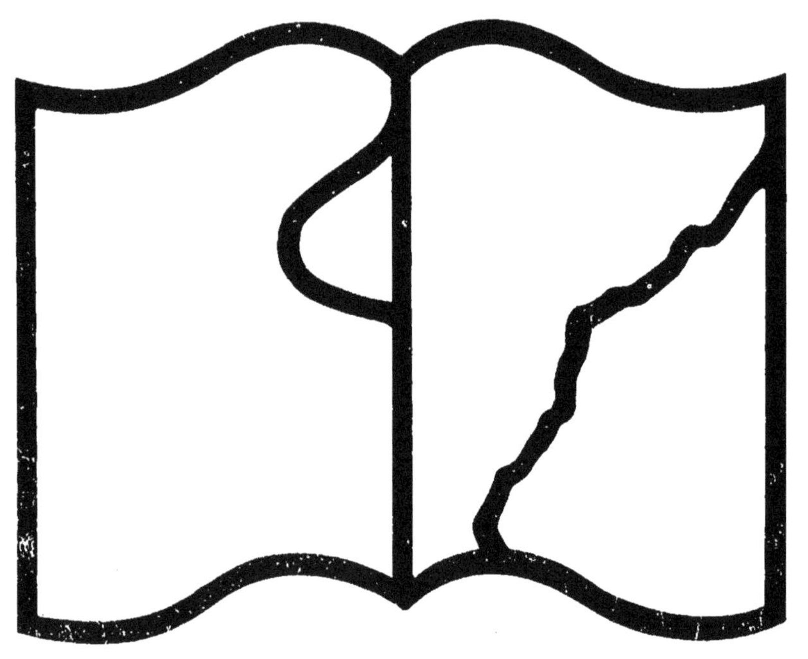

Texte détérioré — reliure défectueuse

NF Z 43-120-11

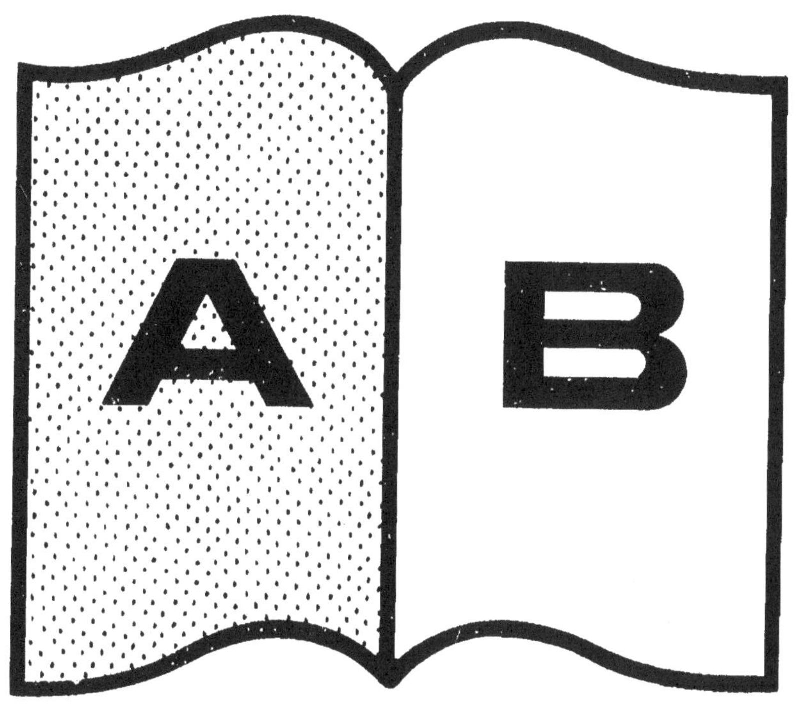

Contraste insuffisant

NF Z 43-120-14

www.ingramcontent.com/pod-product-compliance
Ingram Content Group UK Ltd.
Pitfield, Milton Keynes, MK11 3LW, UK
UKHW021147230726
13926UKWH00002B/977

9 782016 200957